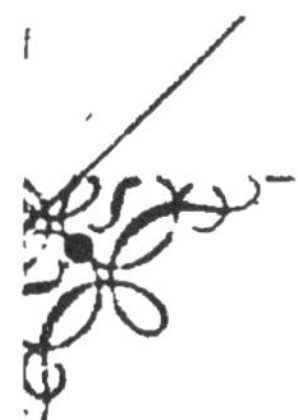

CONSEILS

AUX

ASTHMATIQUES

ET AUX

CATARRHEUX

PAR

UN MALADE QUI NE L'EST PLUS

La vérité !
Toute la vérité !
Rien que la vérité !

DEUXIÈME ÉDITION

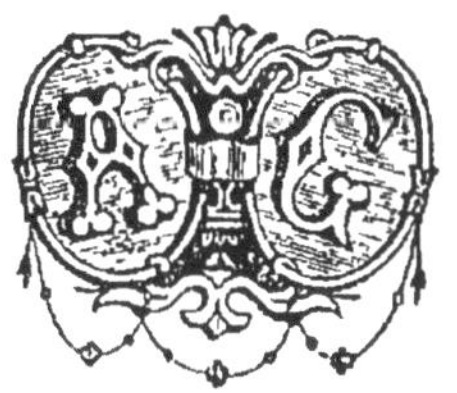

Prix : 1 franc

PARIS

A. GHIO, LIBRAIRE-ÉDITEUR

Quai des Grands-Augustins, 41

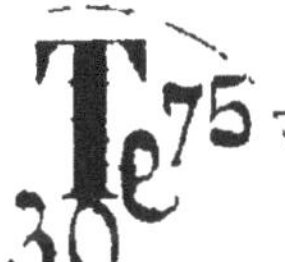

CONSEILS

AUX

ASTHMATIQUES

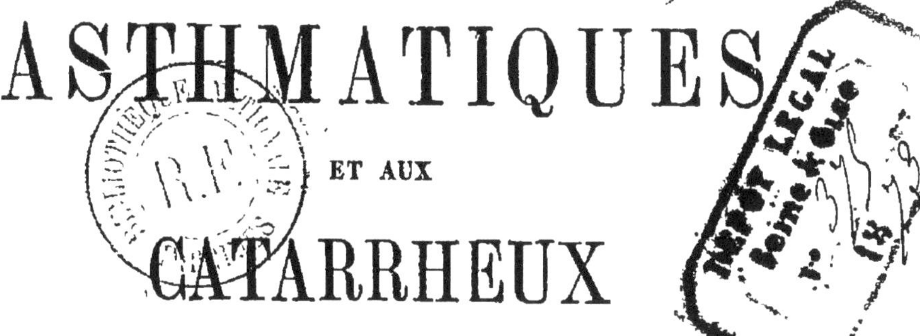

ET AUX

CATARRHEUX

PAR

UN MALADE QUI NE L'EST PLUS

La vérité !
Toute la vérité !
Rien que la vérité !

DEUXIÈME ÉDITION

Prix : 1 franc

PARIS
A. GHIO, LIBRAIRE-ÉDITEUR
Quai des Grands-Augustins, 41

Versailles, 36, rue de l'Orangerie et rue du Potager, 9
Imprimerie G. BEAUGRAND et DAX

CONSEILS

AUX

ASTHMATIQUES

ET AUX

CATARRHEUX

PAR

UN MALADE QUI NE L'EST PLUS

I

POUR QUI ET POURQUOI CE LIVRE A ÉTÉ ÉCRIT

Asthmatiques, mes sœurs;
Catarrheux, mes frères;
C'est pour vous que, moi, votre ex-collègue en infortune, je me mets à écrire ces lignes.

J'ai longtemps souffert de vos souffrances; j'ai ressenti les étreintes de vos étouffements, les angoisses de vos suffocations; ma poitrine haletante a été secouée par des quintes aussi violentes que les vôtres.

Or, comme l'a si bien dit un poète :

> C'est chez l'infortuné que la pitié se trouve;
> Sans peine on compatit aux maux que l'on éprouve,

Ou qu'on a éprouvés.

Donc, point de doute possible sur les sentiments de profonde sympathie, de tendre intérêt que vous m'inspirez.

Quand *j'étais* malade. . . . .

Comme ce verbe, employé au passé, a quelque chose de délectable qui fait circuler dans les veines un frisson de bien-être! J'étais malade; donc, je ne le suis plus; donc, je suis en santé.

Oh! la santé, chers lecteurs, quelle fortune, quel don du ciel! On ne l'estime vraiment à sa valeur qu'alors qu'on en est privé, qu'on est menacé de ne la recouvrer jamais.

Quand j'étais malade; pendant mes longues journées de souffrance, et surtout durant les douloureuses insomnies de mes nuits si tourmentées, des voix amies me consolaient, m'encourageaient, me faisaient entrevoir une guérison prochaine dans l'emploi d'un médicament nouveau que je venais d'adopter. Alors je prenais avec moi-même cet engagement sacré que, si je guérissais en effet, mon premier soin serait de proclamer bien haut, à quel ingrédient, à quel élixir je serais redevable de cette merveilleuse cure.

Aujourd'hui, le miracle est accompli.

J'allonge le pas comme tout le monde ; je gravis un escalier comme un jeune homme ; les quintes sont rangées au nombre des souvenirs pénibles. Les journées sont bonnes, les nuits excellentes ; jugez-en : je dors avec un seul oreiller sous ma tête !

Et, indignement avare, je conserverais pour moi seul la précieuse recette à laquelle je dois tant de bien-être? non, mille fois non ! Si j'étais capable d'un aussi méprisable égoïsme, je mériterais de retomber entre les griffes du monstre qu'on nomme l'asthme, et de son fatal consanguin, le catarrhe.

D'ailleurs, j'ai promis ; je dois tenir ma promesse : un honnête homme n'a que sa parole.

Voilà pourquoi, chers lecteurs et chères lectrices, je vous adresse cet écrit.

Il y a bien encore une autre raison qui me pousse à tracer ces quelques pages.

« Rien de plus ingrat qu'un malade guéri », prétendent les médecins.

Les médecins qui guérissent leurs clients.

Il s'en trouve, parfois.

J'ai tenu à protester contre cette accusation. Et si la faculté n'a rien à voir dans ma reconnaissance, il m'a semblé que je ne devais point marchander mes plus chauds sentiments de gratitude à l'inventeur du médicament auquel je suis redevable de la santé, non plus qu'à ce médicament lui-même.

Ainsi, d'une part, le désir d'être utile à mes confrères en souffrance, de l'autre, la volonté de ne point étouffer en moi une reconnaissance légitime; tels sont les motifs puissants qui m'ont fait prendre la plume.

Ce petit livre n'est donc, sous aucun rapport, une de ces réclames comme en lancent les fabricateurs d'eaux plus ou moins merveilleuses. C'est le cri de ma conscience; c'est surtout l'acte d'un homme qui a résolu de soulager ses semblables.

C'est pour cela qu'il n'affecte point la forme, qu'il n'emprunte pas le style de ces brochures bleues, rouges, vertes, etc., dans lesquelles, à grand renfort de grosse caisse, un docteur quelconque s'écrie à chaque page :

> Prenez, prenez mon spécifique ;
> Il est divin, il est unique !

Je raconterai des faits véritables dans toute leur simplicité, dans toute leur authenticité. Si, parfois, mon récit présente un peu plus de variété, un tour moins aride que n'en comporte ordinairement pareille matière, c'est que j'ai la joie au cœur de me sentir une santé aussi vaillante. Si, parfois encore, je suis assez heureux pour amener un sourire sur vos lèvres, mille fois tant mieux, car le sourire est une bonne chose ; c'est une éclaircie dans le sombre horizon de la maladie, et ce sera pour vous, chers lecteurs, j'en ai la conviction, une façon d'arc-en-ciel, précurseur de ce brillant soleil qui s'appelle la guérison, et qui, je vous le promets, ne tardera pas à vous réchauffer de ses bienfaisants rayons.

II

UN REMÈDE, S'IL VOUS PLAIT?

Vous devez être, tous, mes chers amis, comme j'ai été moi-même, depuis le premier jour où le mal terrible fit invasion en ma triste personne.

Je me le rappelle comme si l'accident datait d'hier.

C'était à un repas de famille, à l'occasion de la fête de l'un des nôtres. Tout se passa à merveille jusqu'au dessert; jamais je n'avais été plus gai, jamais je n'avais eu plus d'entrain, lorsque, tout à coup, une douloureuse constriction m'étreignit la poitrine, en même temps que se suspendait presque le jeu de la respiration, et que le sang m'affluait au cerveau.

— De l'air! de l'air! j'étouffe; m'écriai-je en me précipitant vers la fenêtre.

Ce cri d'angoisse, combien de fois ne l'ai-je pas poussé depuis lors!

Epouvantés, nos parents et nos amis crurent à une attaque d'apoplexie.

Mais non ; mes dents claquaient à se briser dans ma bouche, un tremblement convulsif faisait tressauter tous mes membres, et changeait mes gémissements en bêlements saccadés pareils à ceux d'une chèvre.

C'était l'asthme nerveux qui m'envahissait.

Depuis, comme si ce n'eût pas été assez d'un ennemi pour avoir raison de moi, l'asthme se compliqua d'un catarrhe.

Et c'est sous les attaques multipliées de ces deux fléaux que j'ai vécu dix années de la plus déplorable existence.

Les bonnes gens ont un mot charmant pour donner du courage aux pauvres martyrs qui souffrent de ce double mal.

« L'asthme, disent-ils, n'a jamais fait mourir personne ; et le catarrhe est un brevet de longue vie. »

Vous nous la baillez belle avec votre *longue vie*, si l'on est condamné à la passer dans de telles misères. Mieux vaudrait cent fois la mort, une mort prompte, foudroyante, que cette incessante agonie, sans espoir de guérison ni de délivrance suprême.

A dater de ce jour néfaste, je n'eus plus qu'une pensée en tête, qu'un désir, dois-je dire une espérance au cœur, qu'un mot à la bouche : la guérison ! Je voulais guérir à tout prix ; pour en arriver là, j'étais prêt à tous les sacrifices de quelque nature fussent-ils.

Comme il arrive en pareil cas, je commençai par consulter les médecins. Chacun d'eux, en fin de compte, ne m'apportant qu'un soulagement médiocre et passager, j'en vis beaucoup : de jeunes, de vieux, de célèbres, d'inconnus, des allopathes, des homéopathes, que sais-je encore. Toute la faculté y passa ; mais la docte dame, à bout d'ordonnances, ainsi que moi de ses drogues, finit par me déclarer qu'*il fallait me résoudre à vivre avec mon ennemi.*

Encore une locution en usage.

Je ne l'entendais pas ainsi ; tout mon être protestait contre une pareille décision. Aussi me retournai-je d'un autre côté.

Je descendis de quelques degrés la haute échelle des praticiens patentés et non patentés.

Dieu sait quelle quantité je consumai de cigarettes composées d'herbes de toutes les *saint-Jeans* possibles, combien je me brûlai sous le nez de morceaux de papier trempé dans mille solutions diverses. Et les massages ! En ai-je reçu dans le dos des coups de poing qui, pour être administrés par une main féminine, n'en étaient pas moins vigoureux.

Soyons juste :

A la suite de quelques-unes de ces tentatives, j'éprouvais une certaine amélioration ; je me sentais la respiration plus libre ; l'appétit revenait, et aussi le sommeil. Je me croyais sauvé, quand le mal, sans crier gare ! me reprenait avec plus d'énergie et me rejetait dans toutes mes désespérances.

Alors je descendis encore de quelques degrés l'échelle susdite.

Envoyant promener les médecins et leurs sirops inutiles ; les marchands de cigarettes, de tubes, de papier chimique, et les distributeurs de coups de poing sur les omoplates, je me mis, en véritable mendiant, à quémander la santé au coin des rues, disant à chaque commère qui passait :

Un remède, s'il vous plaît ?

N'en a-t-il pas été de même pour vous, mes pauvres amis ; et n'avez-vous pas, comme moi, suivi cette gradation descendante dont chaque degré parcouru vainement soulevait en vous un désespoir plus poignant.

Un remède ! Je me souviens, à l'instant, qu'il m'en fut donné un, par un tout jeune médecin polonais qui parut prendre en pitié mon misérable sort.

« Vous guérirez infailliblement, me dit-il, le jour où, passant devant des ouvriers occupés à bitumer un trottoir, vous prendrez un morceau d'asphalte, vous l'ouvrirez et vous boirez le liquide essentiel contenu dans son sein. »

Avouez que cela avait tout l'air d'une mauvaise plaisanterie. Et, pourtant, le docteur était sur la voie de la vérité.

Interprétant ses paroles dans un sens plus pratique, je me mis à l'eau de goudron. Vous savez, cette eau plus ou moins chargée, au-dessus de laquelle surnage une huile nauséabonde.

En ai-je absorbé des litres! mais, hélas! inutilement.

Toutefois, je *brûlais*, comme disent les enfants lorsqu'on approche de l'endroit où ils ont caché quelque chose. Je brûlais et j'allais bientôt mettre la main sur le produit bienfaisant qui devait me rendre la santé, qui me l'a rendue en effet, et qui vous la rendra bientôt si vous croyez en ma parole.

III

DEUX MÉDICAMENTS POUR UN

C'était par un hiver pluvieux, humide ; je me trouvais dans un moment de crise, une toux sèche et opiniâtre me brisait la poitrine. Assis au coin du feu, je méditais, me demandant à quoi servait une existence en proie à de pareilles tortures.

Ces idées-là ont dû vous venir aussi, quelquefois.

Tout-à-coup, j'entends vibrer ma sonnette. Je me dresse avec peine ; et je vais ouvrir, toussant, soufflant, maugréant.

C'était mon concierge qui m'apportait une lettre.

« Monsieur me paraît bien malade, me dit-il, avec un air d'apitoyement tout-à-fait de circonstance. Et cependant, si monsieur voulait, il guérirait.

— Hein ! vous dites ? m'écriai-je en faisant un soubresaut, comme si j'avais été touché par une pile électrique.

— Je dis qu'il ne tiendrait qu'à monsieur de ne plus être malade.

— Mais je ne demande que cela.

— Voyez-moi, je suis fort, robuste, bien portant ; et cependant, l'hiver dernier je souffrais tout autant que vous pouvez souffrir.

— D'un asthme, d'un catarrhe ?

— Assurément.

— Et vous êtes guéri ?

— Comme vous voyez.

Un instant, je l'avoue, j'eus l'idée de bondir sur le pauvre homme et de l'étrangler pour le punir de ne m'avoir pas plus tôt communiqué sa recette. Heureusement, la pensée me vint que ce serait un mauvais moyen pour l'obtenir de lui. Je le fis entrer, je le priai de s'asseoir près de moi, bien en face du feu, et de ma voix la plus douce, avec mon air le plus insinuant, le plus câlin :

— Racontez-moi donc, mon cher ami, lui dis-je, ce que vous avez fait.

— C'est bien simple ; et ça m'a réussi au bout de quelques jours.

— Mais enfin, c'est.....

— De l'huile de foie de morue. J'en prends

une ou deux cuillerées à bouche, par jour, ça fait fondre les crachats qui partent avec le reste, et voilà comme je me sens mieux depuis un mois.

O humble membre de la corporation des *Pipelets*, tu ne t'es jamais douté dans quelles proportions tu grandis, à mes yeux. Six semaines au plus nous séparaient de la nouvelle année, et je songeai par quelles étrennes magnifiques je pourrais récompenser la précieuse confidence qu'il venait de me faire.

Pour le moment, je lui donnai trois francs et le priai de m'aller, de suite, chercher un litre de l'huile bienfaisante.

Comme l'espérance donne un bon goût aux choses les plus écœurantes ! Ce fut avec délices que j'avalai ma première cuillerée.

Il est de fait qu'au bout d'un mois je me sentais mieux.

Mais, hélas ! au même moment, mon concierge se remit à tousser avec moins de violence, moins d'intensité peut-être, mais de manière à prouver qu'il avait été seulement soulagé, et non radicalement guéri.

« Que voulez-vous, Monsieur, me dit-il d'un air piteux ; il paraît que j'y suis habitué, ça ne me fait plus grand'chose. »

L'habitude, voilà ce qui annihile l'effet de

bien des médicaments qui, d'abord, nous avaient donné quelque espérance.

Ce fut une nouvelle déception à ajouter à tant d'autres.

Un jour, enfin !

Mais, avant d'aller plus loin, je dois redire, une seconde et dernière fois, que je ne fais aucune réclame, que je n'ai pas le moindre intérêt dans l'affaire, sinon de rendre hommage à la vérité, et de vous rendre, à vous tous, chers lecteurs, le plus signalé des services.

Ceci bien entendu, et pour n'y plus revenir, je continue.

Un jour, je passais rue de la Paix. A l'imitation de tous les malades, je m'arrêtai devant les vitrines d'un pharmacien, M. Béral, au n° 14, dans l'espoir, trop souvent trompé, que j'allais y voir le médicament, inappréciable objet de mes longues et infructueuses recherches.

Parmi tous les flacons, tous les pots, tous les onguents, toutes les boîtes, j'aperçus quelques bouteilles se dressant majestueuses et contenant une liqueur de la plus belle couleur topaze. On eût dit de la Chartreuse.

Sur l'étiquette oblongue qui couvrait, en

partie, ce magnifique flacon, était dessiné un paysage sévère. Des montagnes arides en formaient le fond ; leur pied se mirait dans un lac ; et, sur le devant se dressait une façon de chalet entouré de sapins.

Au-dessous, était écrit ce mot : *Norwége.*

Sur le côté, on lisait : *Elatine*, puis la racine grecque : Ελάτη sapin.

Enfin, tout en haut de l'étiquette, au-dessus des montagnes se voyait cette phrase :

Solution aqueuse de Goudron concentré.

Quel rapprochement pouvais-je faire entre cette liqueur à l'aspect si pur, si appétissant, et le morceau de bitume recommandé par mon docteur polonais ? aucun, assurément.

Et pourtant, cette étrange prescription me revint instantanément à la mémoire, ma pensée s'y attacha avec persistance, et, par un mouvement spontané, irréfléchi, j'entrai dans l'officine du pharmacien, et je demandai des renseignements sur ce produit dont je n'avais jamais entendu parler.

C'était un pressentiment !

Dès la sixième bouteille, je n'étais plus le même homme. Mes crises revenaient bien encore, mais plus distancées les unes des autres qu'auparavant, mais moins intenses, moins violentes. Et puis, je sentais en moi une force nouvelle, une énergie physique et morale qui m'aidait à en subir les atteintes sans en être accablé ainsi qu'il m'arrivait autrefois.

Après la dixième bouteille, la toux disparut presque complétement pendant le jour, et les nuits furent moins interrompues. Sommeil, appétit, tout revenait à la fois; je rentrais en possession de moi-même.

Et aujourd'hui : JE SUIS GUÉRI !

Ah! béni mille fois soit le savant inconnu (M. Béral n'est qu'un simple dépositaire), qui a trouvé le moyen de guérir l'une des plus cruelles maladies qui soient au monde.

Il m'a semblé que la meilleure manière de lui témoigner ma profonde reconnaissance, c'était de propager sa découverte, de la publier, de la répandre, afin de multiplier les cures merveilleuses qui sont, assurément, la plus douce et la plus précieuse des récompenses que puisse souhaiter ce modeste bienfaiteur de l'humanité souffrante.

IV

TRAITEMENT

Le médicament divin nous est connu. Nous savons :

Qu'il porte le nom gracieux d'*Elatine ;*

Qu'il n'est autre chose que le Goudron concentré, provenant des sapins de Norwége, les plus riches, en cette matière, de tous les conifères de la botanique européenne ;

Nous savons encore où l'on peut se procurer cette précieuse liqueur.

Mais tout cela n'est point suffisant.

Ce qu'il nous importe de connaître, c'est ce qu'on appelle vulgairement :

La manière de s'en servir.

Sans doute, comme tous les produits pharmaceutiques passés, présents et futurs, l'Elatine est accompagnée d'une instruction. Mais ce document, si explicite qu'il puisse être, vaudra-t-il pour vous les indications précises, formelles, catégoriques que ma propre expérience est à même de vous fournir ? Je ne le crois pas. Ayant parcouru pas à pas la route qui, de la maladie, m'a conduit à la guérison, il me paraît intéressant, utile pour vous-mêmes que je refasse, de souvenir, ce chemin en votre compagnie, afin de vous initier aux moindres détails, aux plus intimes épisodes d'un voyage si heureusement terminé.

Allons, mes bons et chers amis, enfoncez-vous bien commodément dans votre fauteuil. Sous l'influence d'un espoir qui ne sera pas trahi, cette fois, que votre toux vous laisse un peu de répit ; que vos bronches se dégagent un instant ; que vos poumons fonctionnent quelques heures en toute liberté.

Moi, je m'engage à ne vous rien taire, à ne vous rien cacher. Je sais, pour avoir passé par là, combien le malade se complaît dans les détails les plus minutieux, lesquels, après tout, tendent à l'éclairer sur sa triste position, et peuvent l'aider, il l'espère ainsi, à en sortir.

Où prendrai-je le point de départ de mon récit ?

J'ai dit quelles circonstances avaient accompagné l'irruption de la maladie ; j'ai raconté mes tentatives infructueuses de guérison, après m'être adressé successivement à toutes les célébrités spéciales, jusqu'au jour où mon brave concierge fit luire à mes yeux une espérance un peu plus corsée que les autres.

Eh bien! c'est précisément de ce jour-là que je vais dater mes premiers renseignements.

Mais auparavant, quelques avis des plus essentiels.

Autant que faire se pourra, choisissez bien votre domicile. Pas de pièce trop petite, surtout la chambre à coucher; pas de plafond trop bas. Une fenêtre orientée au midi, s'il est possible; jamais au nord, et donnant sur une large cour, sinon sur une rue bien aérée. Ah! si, dans cette rue ou dans cette cour, il pouvait se trouver quelques arbres! N'y en eût-il qu'un seul, bien vivace, bien touffu, ce serait une bonne fortune.

J'ai parlé de la chambre à coucher, j'y reviens. N'est-elle pas le lieu de votre supplice de chaque nuit.

Point de rideaux au lit, et que ce lit soit placé dans la direction du nord au midi, c'est-à-dire dans le grand courant électrique; peu ou point de tableaux au mur; rien de ce qu'on nomme avec raison « des nids à poussière. »

Une bonne petite cheminée, non pas pour y faire du feu, car elle doit uniquement remplir l'office d'une ventouse béante destinée à renouveler l'air incessamment.

Donc, à aucun prix, sous aucun prétexte, pas de ces poêles qui étouffent les gens en bonne santé, qui asphyxient les malades.

A la tête du lit, pas d'oreillers de plumes, mais du crin, du varech, et pas autre chose. Au pied, si l'on pose un édredon pour les grands froids, qu'on ait bien soin qu'il ne dépasse point les genoux. Combien de crises terribles sont la conséquence d'un coin d'édredon égaré malencontreusement sur la poitrine du malade !

Mais surtout, et jamais, jamais, entendez-vous bien, n'habitez un rez-de-chaussée, quelque sain, quelque sec qu'il vous paraisse. Je sais ce qu'il m'en a coûté de souffrances pour en avoir essayé.

Il y a cinq ans, environ, voulant épargner à mes poumons la fatigue d'une ascension même limitée à un premier étage, je me fixai à un rez-de-chaussée, *élevé sur caves*, et distant du sol de *six marches*. Conditions excellentes, n'est-il pas vrai ?

Ah ! bien oui.

Tant que dura la belle saison, tout alla

au mieux. Mais, dès que survinrent les premières pluies d'automne, jusqu'à ce que disparurent les giboulées de mars, je dus passer bien des nuits à ma fenêtre et dans mon fauteuil, *faisant ma chèvre*, de façon à réveiller tout le voisinage.

Précisément en face de moi, également au rez-de-chaussée, demeurait une bonne vieille, dotée d'un asthme et d'un catarrhe aussi féroces que ceux dont je *jouissais*.

C'eût été un spectacle vraiment drôle, s'il n'eût été aussi triste, de nous voir, tous deux, la nuit, à notre fenêtre, toussant à qui mieux mieux, étouffant à l'unisson, et échangeant, entre deux quintes, des phrases comme celle-ci.

— Eh bien ! ma pauvre voisine, cela ne va donc pas mieux ?

— Hélas ! non, mon pauvre voisin ; ni vous non plus, paraît-il ?

— C'est cette maudite saison qui veut cela.

— Et cet affreux rez-de-chaussée.

Que prenez-vous donc là, voisin ?

— Quelques gouttes d'eau des carmes sur un morceau de sucre. Et vous, voisine ?

— Des gouttes d'éther.

— Cela vous fait-il du bien ?

— Pas beaucoup. Et à vous?

— Ce n'est pas la peine d'en parler.

— Quelle triste maladie!

— Quelles souffrances horribles!

— Allons, je vais essayer de me remettre au lit.

— Au lit! vous êtes bien heureuse! moi, je retourne dans mon fauteuil.

Pauvre chère voisine! qu'est-elle devenue? Je voudrais que cette brochure lui tombât sous la main. Elle verrait que je ne l'ai point oubliée, et que je lui indique avec un vrai plaisir le moyen de passer toutes ses nuits dans son lit.

Donc, un rez-de-chaussée est le tombeau des asthmatiques et des catarrheux. En y entrant, un malade, qui a quelque peu de prévoyance, est tenu de faire son testament.

Quant aux vêtements, qu'ils soient suffisants pour vous garantir du froid; ne souffrez pas que la chaleur qu'ils vous procurent aille jusqu'à la transpiration. Quand vous en arrivez là, soyez certains qu'un étouffement est proche et qu'une crise se prépare. Vous devez, d'ailleurs, l'avoir, déjà, éprouvé par vous-mêmes.

Que vos aliments soient substantiels, mais point lourds. Défendez-vous des farineux, ce sont des traîtres qui ne peuvent vous jouer que de mauvais tours. Prenez des fortifiants, évitez les excitants. Soyez excessivement sobres pour votre repas du soir. C'est surtout à l'adresse des asthmatiques, et en vue de leur dîner qu'a été fait cet aphorisme :

« Ayez soin de sortir de table avec la faim. »

Je devais commencer par ces prescriptions générales qui ont leur importance, soyez-en bien convaincus. Elles sont, en quelque sorte, la grosse artillerie dans le combat que vous allez livrer contre la maladie. Négliger de les observer rigoureusement, serait vous ôter la meilleure partie de votre force, et nuire aux autres moyens d'attaque que je vais vous indiquer.

V

UNE TABLE DE MALADE

Il est donc bien entendu que je passe sur cette phase de ma maladie, qui a été en tout semblable à celle dans laquelle vous vous trouvez; j'arrive de prime saut à l'époque où j'avalai avec tant de ravissement ma première cuillerée d'huile de foie morue.

Notons d'abord, qu'à partir de ce moment, disparurent ces crises terribles qui me faisaient me jeter brusquement en bas du lit pour courir à la fenêtre, l'ouvrir et donner à mes poumons l'air qui leur faisait défaut.

Permettez-moi, chers lecteurs et chères lectrices, de vous introduire, avec tout le respect qui vous est dû, dans ma chambre à coucher. Nous allons, si vous le voulez bien, procéder à la garniture de la table qui se trouve placée à la tête de mon lit.

Non pas un de ces meubles que l'usage pose en cet endroit; mais une table dans toute l'acception du mot, mesurant 75 centimètres sur 50.

Couvrons-la de tous les objets qui vont nous être nécessaires pour la nuit, et n'oublions pas qu'en ce moment, l'*Elatine* nous est encore inconnue.

D'abord, bien à la portée de la main, pour qu'on puisse s'en saisir même dans un demi-sommeil, un petit pot de porcelaine, avec anse. Le dessus, creusé en forme d'entonnoir est plein, sauf au fond où un petit trou circulaire est ménagé pour recevoir les expectorations. Sur le devant, une fente, fermée par un morceau de liège, sert à vider le vase et à le nettoyer.

Pardon de ce détail; mais j'ai été si heureux le jour où j'ai pu dénicher ce petit ustensile que je croirais manquer à mon devoir si je ne vous révélais pas son existence. On le trouve chez les faïenciers les mieux assortis; son prix est d'un franc. Plus loin, plaçons des allumettes, une bougie; auprès, une pipe dont je vous dirai l'emploi; un petit paquet de tabac à chiquer, vulgairement appelé *ficelle ;* un flacon de perles d'éther ; une boîte contenant des feuilles de *datura stramonium* et des feuilles de *belladone,* mélangées dans la proportion de 2/3 pour les premières, et de 1/3 pour les secondes.

Enfin, au dernier plan, une veilleuse allumée.

Maintenant, advienne que pourra, nous voici prêts à conjurer toutes les éventualités fâcheuses qui peuvent se produire pendant la nuit. Que l'ennemi se présente, nous le repousserons, je l'espère.

Le timbre de la pendule vient d'être frappé 2 ou 3 fois ; c'est ordinairement l'heure fatale de la première atteinte. Vous vous réveillez en sursaut, n'ayant que le temps de vous mettre sur votre séant ; la respiration est difficile, sifflante ; une toux violente s'efforce de dégager les bronches des mucosités qui les obstruent.

Vous allumez votre bougie, car c'est là un phénomène remarquable, que, dans les maladies des voies respiratoires, la lumière apporte avec elle une dose relative de soulagement. L'obscurité, au contraire, rend le mal plus poignant, plus incisif.

Vous prenez un petit morceau, de la longueur des deux premières phalanges du petit doigt, de la *ficelle* dont je vous parlais tout à l'heure, et vous vous mettez..... comment exprimerai-je cela ?

Bah ! disons le mot, vous vous mettez à chiquer.

Quelques-uns de mes lecteurs vont se détourner avec dégoût; quant à mes lectrices, elles vont jeter des cris d'horreur et d'indignation.

Permettez, mesdames et messieurs, je vous ai promis de vous dire à quels ingrédients j'avais dû, tout d'abord, demander un peu de soulagement; je tiens ma parole. Libre à vous, après cela, de ne pas suivre mon exemple. Mais j'avoue que, pour ma part, tout me semble bon, précieux, dès qu'il s'agit de triompher d'un malaise qui va jusqu'à l'angoisse, d'une crise qui prend les proportions d'un véritable étouffement.

Je ne suis pas plus énamouré que vous du tabac à chiquer, il s'en faut; mais l'expérience m'ayant prouvé qu'en le mâchant entre les dents de devant, les hauts-le-corps qu'il provoque favorisent l'expectoration, je me résous à cette tâche répugnante qui doit me procurer un peu de bien-être. Que ne ferait-on pas pour moins souffrir?

Puisque nous parlons du tabac, ouvrons une petite parenthèse.

Heureux ceux ou celles qui n'ont point l'habitude de priser, car ils ont à leur disposition un moyen efficace de couper, parfois immédiatement, la plus forte crise. Ce moyen consiste tout simplement à prendre une bonne prise de tabac.

Les muqueuses nasales, n'étant pas accoutumées à la poudre du docteur Nicot, s'irritent, éprouvent des spasmes qui se terminent par un ou par plusieurs éternuments.

Or, qu'on me permette cette comparaison. L'éternument fait sortir de la poitrine, comme d'un volcan, une masse d'air qui entraîne tout ce qu'elle rencontre sur son passage. Le volcan rejette des pierres, de la lave, de la fumée ; je n'ai pas besoin de vous dire ce que rejette votre poitrine.

Donc, dans les circontances difficiles, prisez, éternuez et... Dieu vous bénisse (1) !

---

(1) Quant aux priseurs.......... Comment, même dans une note, exprimer ce que je veux dire ? Et pourtant, je ne dois rien cacher à mes lecteurs de ce qui peut les soulager.

Essayons.

Quant aux priseurs, au milieu d'une crise, qu'ils prennent sur eux d'imiter les enfants mal élevés qui n'ont pas recours au mouchoir de poche tout aussitôt que le besoin s'en fait sentir. Il se produira dans les muqueuses un titillement, une légère irritation qui, une fois sur cinq, provoquera l'éternument. Cette seule fois ne suffirait-elle pas pour qu'on se résignât à retomber dans ce défaut du jeune âge ?

Ouf! c'est dit ; excusez-moi ; et faites-en ce que vous voudrez.

Maintenant, revenons à notre chique.

La crise est-elle si tenace qu'elle résiste à cette première médication, vous prenez votre pipe chargée préalablement de feuilles de belladone et de datura stramonium, et vous fumez bravement.

C'est-à-dire que vous fumez, non comme si vous aviez un cigare aux lèvres, par une succession non interrompue d'aspirations et d'expirations. Vous remplissez votre bouche de fumée, et vous en laissez se liquéfier une partie, tandis que le reste passe jusqu'aux bronches, les stupéfie, les distend et permet aux mucosités de s'en échapper.

Mais pourquoi cette pipe, me direz-vous? Pourquoi ne pas se servir tout simplement des cigarettes que les pharmaciens préparent pour cet usage?

Question d'économie, chers lecteurs.

Les cigarettes de stramonium coûtent 2 fr. la boîte qui n'en contient que 20. C'est donc à 10 centimes que revient chacune d'elles.

Priez votre médecin de vous faire une ordonnance; allez acheter les deux plantes dans le quartier des Lombards et, pour deux francs, vous aurez de quoi charger bon nombre de pipes.

Et puis, sans vouloir médire des produits

qui sortent des officines, je soutiens, par expérience, que les cigarettes ont un effet moins prompt, moins actif que la pipe préparée comme je viens de le dire.

Cependant, pour rendre hommage à la vérité, il est de mon devoir de faire une exception en faveur des *cigarettes Sommé*. Elles m'ont aidé, bien souvent, à triompher de crises rebelles; et, parmi leurs similaires, je vous les recommande tout particulièrement. Elles ont, d'ailleurs, le mérite de ne coûter qu'un franc cinquante centimes la boîte. Enfin, elles sont faites avec un papier trempé dans une forte solution de *goudron*. Or, je l'ai déjà dit, et j'aurai l'occasion de le répéter, le goudron est souverain contre les maladies des voies respiratoires.

Mais revenons à notre pipe, puisque c'est d'elle qu'il s'agit en ce moment.

Vous remplissez de fumée votre bouche que vous fermez immédiatement. Puis, par de légères aspirations, vous faites descendre doucement la fumée jusqu'aux extrémités inférieures des bronches. Alors, par de plus fortes expirations, un peu prolongées, mais toujours sans ouvrir la bouche, vous la faites remonter, et elle prend en dessous les mucosités, elle les détache peu à peu, les soulève et les rapproche insensiblement du haut des bronches. C'est une sorte de jeu de piston, dont vous pouvez vous rendre bon compte par le déplacement du point d'où part le sifflement catarrhal. C'est presque une distraction que vous donnez à votre mal.

Il est rare qu'après une dizaine de bouffées, retenues dans la bouche, comme je l'ai dit, vous ne soyez point débarrassés. Cependant, si le mal persiste, si des constrictions douloureuses se révèlent à l'estomac, à la gorge et aux pectoraux, c'est que les nerfs s'en mêlent. Alors, prenez une ou deux pilules d'éther ; bientôt, grâce à l'action de cet agent subtil, votre respiration recouvrera tout son jeu.

Voilà pour la nuit.

Le matin, vous reprenez, si le cœur vous en dit, un petit bout de ficelle, et cette chique, à jeun, vous débarrasse complétement la poitrine de toutes les impuretés qui ont pu s'y amasser.

Seulement, une recommandation :

Dès que vous éprouvez cette sensation, qui précède la toux, ayez grand soin d'ôter de la bouche votre morceau de tabac. Il ne faut pas vous exposer à l'avaler, au milieu d'une quinte. Il en résulterait de graves accidents.

Pour le même motif, gardez-vous bien de vous endormir avant de l'avoir rejeté.

L'accès passé, vous reprenez votre *pruneau.*

Pour la journée, mettez-moi de côté, à moins d'un véritable rhume, toutes ces tisanes qui, pour la plupart, débilitent l'estomac, et n'ont pas plus d'action sur votre maladie qu'*un cautère sur une jambe de bois,* selon l'expression populaire (1).

Au lieu de cela, prenez à chacun de vos deux repas une cuiller à bouche d'huile de foie de morue, et vous vous en trouverez au mieux.

Parfois, sous l'empire d'un temps très-chargé d'humidité, les moyens que je viens d'indiquer sont insuffisants; l'étouffement est plus complet, la respiration plus haletante.

Prenez, sans tarder, deux ou trois cuillerées à café, suivant la force de votre tempérament, de sirop d'ipécacuanha, c'est un vomitif as-

(1) J'en excepte l'infusion de marrube qui facilite singulièrement les expectorations. Je vous engage à en avoir, la nuit, sur votre veilleuse, afin d'en prendre une demi-tasse à la suite d'une crise.

sez anodin, mais qui pourtant vous soulagera immédiatement (1).

Reposez-vous un jour; et, le surlendemain, avec accompagnement d'un bon bouillon d'herbes, avalez-moi quarante-cinq grammes d'huile de ricin (2).

Vous vous serez remis à peu près en état pour quelque temps.

Car, il ne faut pas l'oublier, ce n'est point une guérison radicale qu'on peut attendre de ces divers moyens. On doit s'estimer déjà

---

(1) Il m'est arrivé souvent, et avec succès, pendant la nuit même, de prendre deux cuillerées à café de sirop d'ipécacuanha, lorsque les étouffements trop obstinés résistaient à tous les moyens indiqués plus haut. Depuis ce temps, une petite fiole de ce médicament vint prendre place sur ma table de nuit à côté des autres. Je vous engage à en faire autant.

(2) Peu de personnes savent préparer l'huile de ricin. De là ce dégoût, cette répugnance qu'éprouvent certains malades pour ce produit dont les Chinois sont si friands.

Faites liquéfier votre huile au bain-marie, sur un feu très-doux. Quand elle est bien claire et légèrement tiède, exprimez-y le jus d'un citron. Alors, buvez sans crainte; vous n'aurez pas la moindre nausée, et c'est tout au plus si vous songerez à sucer les tranches de votre citron.

bien heureux qu'ils procurent quelque soulagement.

La guérison, elle est ailleurs; et nous allons nous occuper enfin du médicament qui doit vous la procurer.

VI

L'ÉLATINE

J'ai dit que l'Élatine est une solution aqueuse de goudron concentré, provenant du sapin de Norwége.

C'est une de ces gouttes, multipliées à l'infini et mises en bouteille, que le docteur polonais m'engageait à recueillir au cœur d'un morceau de bitume.

D'une limpidité parfaite, elle n'a point cet aspect répugnant qui est le propre de l'eau de goudron telle qu'on la prépare dans quelques ménages.

Mais ce qu'il vous importe surtout de connaître, ce sont les effets obtenus, les résultats acquis, ce sont les preuves irrécusables que l'Élatine vous procurera une guérison certaine, radicale.

Pour vous inspirer une confiance salutaire et tout à fait légitime, je vous citerai mon propre exemple; et je vous dirai, tout d'abord, qu'il est loin d'être isolé. Je connais plusieurs personnes, affligées de votre maladie, de celle qui fut la mienne aussi, qui ont été absolument et définitivement guéries par l'usage de l'Elatine.

De ce faisceau de faits, vous tirerez cette conséquence, qu'il ne dépend que de vous seuls de vous soustraire au mal, qui vous torture.

Alors, fussiez-vous même encore peu convaincus, hésitants, vous n'en voudriez pas moins faire l'essai de ce nouveau médicament.

Je ne vous demande pas autre chose, si vous en essayez, vous continuerez assurément ; et, assurément aussi, vous serez soulagés d'abord, puis guéris.

Ecoutez-donc, et décidez.

Quand je commençai à faire usage de l'Elatine, je ne voulus pas rompre entièrement avec les moyens que j'avais employés jusqu'alors. C'est peut-être à cette résolution que je dois d'avoir été aussi rapidement tiré d'affaire.

La pipe, la chique, les pilules d'éther, parurent chaque soir sur ma table de nuit. Je pris, chaque jour, mes deux cuillerées d'huile de foie de morue. Mais j'eus soin, en même temps, de prendre le matin à jeun, et le soir en me couchant, un petit verre à bordeaux rempli d'Elatine.

A chacun de mes deux repas, je trempai mon vin du même liquide, et dans la même proportion.

Un changement notable dans ma position ne se fit pas attendre. Peu après je pus jeter au feu mon tabac à chiquer, puis ce fut le tour de la pipe; enfin, au bout de quelque temps, deux mois environ, mon unique traitement était réduit à une cuillerée d'huile de foie de morue, prise au repas du soir, à quatre ou cinq verres à bordeaux d'Elatine, et à une demi-douzaine de pastilles d'Elatine, dans le courant de la journée.

Car il est bon de vous en prévenir, dans l'intérêt de ceux qui sont obligés de s'absenter de chez eux, on a concentré dans des pastilles, d'un goût fort agréable, tout l'esprit, toute l'essence de la bienfaisante liqueur.

Si quelque soir, je me sentais mal disposé, je prenais mon verre d'Elatine dans un lait de poule, bien chaud, et j'en obtenais un résultat des plus satisfaisants. En dépit de pronostics fâcheux, la nuit était calme, mon sommeil paisible ou seulement à peine troublé.

En un mot, et pour bien rendre l'état qui, chaque jour, se manifestait dans ma position, ce n'était pas une simple guérison qui se produisait, mais bien une résurrection véritable.

Et si je vous fais observer que je touche à la soixantaine, si je vous rappelle que la maladie avait sur ma personne dix années de possession, si j'ajoute que, précisément à l'époque où je commençais à faire usage de l'Elatine, je me trouvais, par suite de douloureux événements, dans des conditions d'esprit des plus déplorables, ma guérison si prompte en deviendra un fait d'autant plus merveilleux. Elle sera une preuve victorieuse, concluante, indéniable de la puissante vertu de ce médicament.

Et combien de temps a-t-il fallu pour assurer définitivement ma guérison?

Je pourrais dire trois mois, mettons en quatre. Alors, le mal avait complétement disparu.

Mais, ici, il me paraît indispensable que je vous mette en garde contre ce sentiment d'impatience qui est le propre de tous les malades.

Moi-même je n'en ai pas été exempt.

Transporté de joie par l'amélioration qui,

dès les premiers jours, se manifesta dans ma position, je fus douloureusement affecté, lorsqu'à plusieurs reprises, le mal parut vouloir m'envahir de nouveau, et avec un redoublement de violence.

Je me désespérai, ma confiance diminua, ma foi s'éteignit. Pour un peu j'aurais renoncé à l'Elatine, la classant au nombre de ces médicaments illusoires qui promettent tout et qui ne tiennent rien de ce qu'ils ont promis.

Heureusement que plus intelligents que moi, parce qu'ils étaient plus désintéressés dans la question, des amis me firent comprendre que cette recrudescence de la maladie était un signe assuré de sa prochaine défaite.

« Ton ennemi, me disaient-ils, sent qu'il va être vaincu ; ses forces l'abandonnent, encore quelques jours, et sa victime va lui échapper. Alors, il se redresse, il se cramponne de nouveau à toi, il redouble d'efforts pour t'abattre, mais il s'épuise en même temps, et si tu as le bon esprit de ne point te laisser désespérer par ces attaques d'autant plus vives que ce sont les dernières, l'Elatine aidant, le mal sera définitivement terrassé ; et toi, définitivement délivré, sauvé. »

Je les ai écoutés, ces chers amis ; et j'ai

bien fait. Ils avaient raison, ces attaques qui m'avaient désolé étaient les dernières convulsions du monstre.

Comparaison saugrenue si vous voulez, mais parfaitement exacte :

C'était les dernières lueurs de la bougie qui brille d'un éclat d'autant plus vif qu'elle est plus près de s'éteindre pour toujours.

Donc, chers lecteurs, pas d'impatience ; ayez cette foi robuste qui soulève les montagnes, et qui, dans le cas dont il s'agit, soulèvera vos poitrines sous le jeu facile et régulier de la respiration.

Mais revenons à mon état présent, à celui dans lequel je me trouve si heureusement, depuis plusieurs mois, en dépit des changements de température, pendant la saison d'hiver.

Bien que débarrassé de toute affection, par surcroît de prudence, par mesure préventive, je bois, matin et soir, un petit verre d'Elatine, je mâchonne quelques pastilles.

Je mange et je bois bien ;

Je dors à merveille;

Le jeu des poumons fonctionne parfaitement, car les bronches ne sont plus obstruées ;

Je ne tousse plus ;

Enfin, je vis, j'existe, je suis redevenu un homme comme un autre; je crois à la vertu magique de l'ancienne eau de Jouvence, retrouvée, de nos jours, dans le creuset du chimiste, et baptisée du gentil nom d'Elatine.

Que je voudrais posséder la persuasive éloquence des grands maîtres en l'art de la parole ! Je m'en servirais, ô mes chers amis, pour vous convaincre, et pas un d'entre vous ne tenterait de se soustraire à la salutaire influence de cet élixir de santé.

Vous guéririez, vous répandriez la bonne nouvelle ; et bientôt, de tous les côtés, au lieu de plaintes, de gémissements, de cris de souffrance et de désespoir, on entendrait des voix émues chanter dans un harmonieux concert un hosanna de reconnaissance en l'honneur de l'Elatine et de son généreux inventeur.

VII

DERNIERS CONSEILS A MES LECTEURS

Grâce aux indications que je viens de vous fournir, vous devez être, à cette heure, tout-à-fait en état de vous soigner vous-mêmes.

Car, ne l'oubliez pas, quand il ne s'agit que d'indispositions, d'affections légères, disons plus, de maladies qui n'entraînent pas un danger réel, immédiat, le malade qui raisonne froidement, qui étudie sérieusement et dans toutes leurs causes ses souffrances, qui s'aide de son expérience et de celle des autres, celui-là est assurément son meilleur médecin.

Mais, s'il se présente quelque cas grave, quelque complication inattendue, il faut, sans tarder, appeler un praticien qui ait votre confiance et s'en remettre absolument à ses lumières.

Ainsi, dans l'espèce, si vous n'éprouvez aucun soulagement, après l'emploi de tout ce que je vous ai prescrit, c'est que, peut-être, les étouffements, que vous attribuez à un asthme, proviennent d'un commencement d'affection du cœur. Ayez donc recours au docteur immédiatement.

Je ne m'adresse pas ici à ces malades qui, constamment, ont le nez dans un bouquin de médecine, acheté à l'étalage des quais. Ce sont, pour la plupart, des maniaques s'imaginant avoir en eux le germe de tous les maux, parce qu'à la moindre souffrance, ils feuillettent leur précieux volume et s'acharnent à se persuader que ces souffrances sont des diagnostics certains de telle ou de telle maladie terrible.

A ceux-là qui, par des études spéciales, préparatoires, indispensables, n'ont pas été mis à même de lire couramment dans le livre scientifique, je n'ai qu'un mot à dire :

Qu'ils jettent au feu leur bouquin, ils ne s'en porteront que mieux.

Mais c'est pour les personnes sensées dont je parlais plus haut, pour celles qui observent, commentent, raisonnent avec calme et logique, le mal qui les oppresse, que j'ai écrit cette brochure. C'est à celles-là, seulement, que j'adresse les conseils qui vont suivre et qui complètent tous les renseignements déjà donnés.

Voici donc ce que j'ai à leur dire.

Ce petit livre est tombé entre vos mains, vous l'avez lu avec attention. En dépit de ses allures parfois un peu vives, un peu légères, vous vous êtes aperçu de suite qu'il est l'écho d'une conviction robuste, d'une reconnaissance profonde ; et vous ne l'avez point confondu avec ceux du même genre qui sont des réclames en vingt ou trente pages, et rien autre chose.

Alors, l'espoir, cet espoir qui n'abandonne jamais le malheureux, s'est emparé de tout votre être, et, moitié confiants, moité soupçonneux, vous vous êtes dit :

Après tout, pourquoi n'essaierai-je pas?

Vous allez, ou vous envoyez, rue de la Paix ou chez tout autre pharmacien, chercher un flacon d'Elatine. Si la chose est possible, prenez-en, de suite, plusieurs, car il ne faut laisser aucune intermittence dans le traitement; d'ailleurs, si vous en achetez, à la fois, un certain nombre, vous obtiendrez une réduction de prix assez importante.

A propos du prix, que le chiffre de 2 fr. 50 ne vous épouvante pas. D'abord, je le répète, vous paierez meilleur marché en prenant plusieurs flacons. Puis, supputez à combien vous reviennent, bon an mal an, les visites de médecin, les bouteilles de sirop de toutes sortes qu'il vous faut payer fort cher, pour n'en ressentir, en fin de compte, qu'un soulagement passager.

Moi qui ai la bonne habitude de tenir avec soin mes livres de maison, j'ai fait le relevé de mes dépenses, et j'ai trouvé que du 25 octobre 1868, par exemple, au 15 avril de l'année suivante, elles s'élevaient à la somme de 343 fr. 50 centimes.

Si encore j'avais été guéri! Mais tant s'en faut.

Eh bien! il ne m'a fallu que quelques flacons d'Élatine et quelques boîtes de pastilles pour obtenir le résultat inespéré dont je vous ai entretenu.

Nul doute que les malades ne se prononcent pour le traitement par l'Elatine, qui leur assure, à la fois, la santé et l'économie.

Je continue.

Vous n'avez point oublié mes recommandations à propos de votre logement, de votre coucher, de vos vêtements et de votre nourriture.

Arrivons à la médication proprement dite.

La nuit venue, vous garnissez votre table comme nous avons fait pour la mienne. Vous y placez, en plus, votre flacon d'Elatine et un petit verre à bordeaux, afin de vous humecter la poitrine du contenu d'un tiers de verre après vos fumigations. Si votre asthme est nerveux, à l'époque où les crises nocturnes sont plus fortes, plus sensibles, buvez, en vous couchant, une tasse à café de valériane, et sur votre veilleuse, laissez dégourdir une légère infusion de tilleul, dans laquelle vous aurez mis une ou deux feuilles d'oranger. Ce sera votre boisson pendant la nuit.

Pour le reste, conformez-vous à mes indications précédentes, en les modifiant suivant votre tempérament, suivant la nature, la fréquence et la violence de vos attaques.

Le matin à jeun, votre premier soin doit être d'ingurgiter un verre à bordeaux d'Elatine, puis, à chacun de vos repas, vous en mettez une pareille quantité dans votre vin, enfin, vous pouvez en prendre deux autres verres, à différentes heures de la journée.

En commençant chacun de vos deux principaux repas, vous savez qu'il vous faut prendre une cuillerée à bouche d'huile de foie de morue.

N'y manquez pas, votre guérison n'en sera que plus prompte.

Vous ne perdez pas de vue, non plus, ce que je vous ai dit, au sujet de l'ipécacuanha, comme léger vomitif, et de l'huile de ricin comme purgatif. N'hésitez pas à y avoir recours lorsque vous sentez dans votre poitrine une plénitude de mauvais augure, avant-coureur des crises les plus douloureuses.

Et maintenant..... ceci va peut-être bien vous étonner, une dernière prescription qui a son importance, soyez-en assurés.

Astreignez-vous, chaque jour, ne fût-ce qu'une demi-heure, que vingt minutes, qu'un quart d'heure même, avant vos repas, à faire de la gymnastique.

Oh ! je ne prétends pas vous ordonner l'exercice du trapèze, des barres parallèles, etc. Mon système est beaucoup plus simple, moins coûteux surtout, car il n'exige l'achat d'aucun engin.

Vous vous tenez debout dans votre chambre, les talons appuyés l'un contre l'autre, le corps bien droit, les épaules un peu en arrière, la poitrine dans son entier développement. Dans cette position, par des mouvements lents, puis plus rapides, séparément, ensemble, vous allongez les bras devant, derrière vous, de côté, au dessus de votre tête. Vous faites des moulinets, des ployés, des tensions, tous les gestes, enfin, susceptibles de donner aux muscles une grande élasticité.

Soyez certains que ce petit exercice vous sera des plus salutaires. Il aura, d'ailleurs, pour premier effet, de vous donner quelque appétit, et de vous causer juste assez de fatigue pour que le sommeil soit moins rebelle à clore vos paupières.

Plus tard, vous pourrez faire l'acquisition de deux *mils*, petites massues de 70 centimètres de longueur, pesant de 4 à 5 kilos. On les trouve chez tous les marchands d'engins servant à la gymnastique de chambre.

Vous en prenez un de chaque main, et vous exécutez tous les mouvements faits d'abord avec les bras seulement.

Si, sans jamais y manquer, pour quelque cause que ce soit, vous vous livrez chaque jour à ce petit travail, vous ne serez pas longtemps à en ressentir les plus heureux effets.

Voici ce que nous lisons à ce propos, dans le *Moniteur de la Gymnastique*, excellente publication rédigée par M. *Eugène Paz*, l'illustre professeur qui est en train de donner à la France une génération virile et vigoureuse.

« L'exercice des massues remonte à la plus haute antiquité, c'est une des premières armes dont les peuples primitifs aient instinctivement songé à faire usage pour leur défense. Les Grecs et les Romains en firent plus tard un moyen de développement et d'hygiène, en leur donnant une place importante dans les exercices de leurs gymnases.

« Parmi les peuples modernes, les Persans paraissent les avoir adoptées et en avoir fait leur gymnastique de prédilection. Il en est également fait mention dans les ouvrages qui traitent de la gymnastique thérapeutique des Indiens. Enfin les Anglais, nos voisins, travaillent le MIL avec un véritable acharnement.

« *L'exercice des massues fortifie les reins et développe la poitrine et les épaules.* IL AGRANDIT DONC LE CHAMP DE LA RESPIRATION, *et peut être utilement recommandé aux personnes qui ont des prédispositions à l'*ASTHME *ou à la* PHTHISIE. »

Insister me paraît inutile (1).

Il ne me reste plus qu'à parapher mon ordonnance, si ce n'est de mon nom qui ne vous apprendrait rien ; du moins du titre qui m'est le plus précieux et qui doit vous inspirer toute confiance.

Le meilleur de vos amis.

---

(1) Nous recommandons tout particulièrement le petit traité de gymnastique médicale indispensable et applicable à tous les âges, qui se trouve chez l'éditeur du présent volume.

VIII

AUTRES PROPRIÉTÉS DE L'ÉLATINE

Il semble qu'ici ma tâche soit finie.

M'adressant aux infortunés, malades d'un asthme ou d'un catarrhe, sinon des deux à la fois, je leur ai indiqué la recette positive, infaillible, qui leur rendra la santé.

Que puis-je avoir à ajouter?

Hélas ! il est bien d'autres sortes de maladies qui, sous leur main de fer, courbent et brisent la pauvre humanité. Ceux qui en sont atteints ont droit assurément à notre pitié, à notre intérêt.

C'est à quelques-uns de ces derniers que s'adresse ce chapitre.

Sans être, loin de là, une panacée universelle guérissant de tous les maux imaginables, ce qui, entre parenthèses, est une mauvaise recommandation pour un médicament, l'Élatine agit avec une grande énergie contre quelques autres maux, lesquels, d'ailleurs, ont certaines attaches avec les maladies dont je vous ai tout spécialement parlé.

On ne s'est pas encore assez rendu compte, jusqu'à ce jour, de la puissance curative du goudron ; il doit être considéré comme le grand, le souverain *purificateur*, comme l'*épurateur* par excellence.

Si votre position sociale vous permet d'être en rapport avec quelques-uns des principaux artistes de nos scènes lyriques, avec les plus fameux orateurs du barreau, de l'Assemblée nationale, des conférences publiques, interrogez-les sur les vertus de l'Elatine.

Tous vous diront, avec un enthousiasme du meilleur aloi, que, grâce à l'usage de ce médicament incomparable, ils sont à l'abri des mille indispositions plus ou moins graves qui attaquent ceux dont l'organe de la voix est constamment en jeu.

Avec l'Elatine, plus de maux de gorge, plus d'affections du larynx, plus d'enrouement. Les cordes vocales acquièrent de la force, de l'élasticité.

En un mot, tout ce qui touche à l'organisme respiratoire se maintient dans un état de parfaite conservation, de vigueur et de santé.

Qui sait si un jour... C'est un vœu que je forme, et du plus profond de mon cœur.

Qui sait si, employée dès le début, dès les premiers symptômes, l'Elatine ne parviendra pas à enrayer l'une de ces maladies de poitrine qui font l'épouvante des mères et qui jettent le deuil dans les familles.

C'est un essai à tenter ; et, au nom de l'humanité souffrante, je souhaite qu'on le mette à exécution, je souhaite surtout qu'il obtienne d'heureux résultats (1).

L'Elatine n'a pas une influence moins active, moins heureuse sur les maladies des voies urinaires que sur celles des voies respiratoires.

Les rétentions, les incontinences, le catarrhe de la vessie, la gravelle, les inflammations locales, cèdent promptement devant un usage régulier de la solution aqueuse de goudron concentré.

L'année dernière assistant à un dîner d'a-

---

(1) Au moment de mettre cette brochure sous presse, j'apprends que mon vœu est réalisé. Plusieurs essais ont été tentés ; ils ont été couronnés de succès.

On me communique, avec autorisation de le reproduire, le récit touchant d'une de ces cures inespérées. Les lecteurs me sauront gré, sans aucun doute, de leur donner ces quelques pages marquées au coin du meilleur sentiment, et écrites avec autant de cœur que d'esprit (voir page 65).

mis, le jour de Noël, je me trouvais placé à côté d'un ingénieur militaire qui faisait une triste figure au milieu de nos conversations joyeuses.

Le pauvre-diable, depuis quelques jours, souffrait horriblement de la gravelle. Il se désespérait d'autant plus, que cette atteinte était loin d'être la première, et que, chaque fois, le mal apparaissait avec plus d'intensité.

Je lui recommandai l'Elatine.

Huit jours après, à l'occasion de la nouvelle année, nous nous trouvions réunis presque tous, chez un autre ami.

Mon ingénieur vint à moi, dès qu'il m'aperçut, et me tendant la main :

« Merci, me dit-il, avec effusion ; votre Elatine a fait merveille, je vais beaucoup mieux, et je suivrai le traitement jusqu'à complète guérison. »

Il a tenu parole, et son espoir n'a pas été trompé.

Quant à ces indispositions particulières aux personnes du sexe ; indispositions qu'on nommerait avec plus de raison de véritables maladies, car leur premier effet est d'amener le dépérissement de l'estomac, puis le marasme de la malade, pour devenir, à un certain âge, le germe d'accidents parfois terribles. Quant à ces indispositions que je n'ai pas besoin de désigner plus clairement, elles ne résistent pas à l'action de l'Elatine prise comme boisson et en lotions.

Enfin, et ce n'est pas là une des moindres vertus de cette liqueur qu'on ne saurait trop préconiser, elle est souveraine appliquée sur des blessures, des brûlures, des plaies quelconques qui prennent un mauvais aspect. L'Elatine arrête la suppuration, purifie les chairs, facilite et active la *cicatrisation*.

L'Elatine a largement fait ses preuves, en le dernier cas, pendant la guerre et pendant le siége de Paris. Nos ambulances, grâce aux libéralités de l'inventeur, en ont fait un grand usage, et tous les médecins ont été unanimes pour vanter ses propriétés précieuses.

Au surplus, et en thèse générale, ce médicament agit puissamment et rapidement sur les diverses affections des muqueuses, ainsi que dans les maladies de la peau.

Il vous est certainement arrivé plus d'une fois de posséder un violent mal de tête; vous aviez la fièvre ; vos narines bouchées se refusaient à servir de canaux à votre respiration. Il vous fallait dormir la bouche ouverte, ce qui vous desséchait affreusement la gorge.

Vous étiez victime d'une indisposition à laquelle on pourrait presque donner aussi le nom de maladie; et,

Puisqu'il faut l'appeler par son nom,

Vous aviez un rhume de cerveau.

En pareil cas, prenez une fumigation d'Elatine bouillante, ou, tout simplement, versez-en quelques gouttes dans le creux de la main, l'y laissant assez de temps pour qu'elle s'y dégourdisse un peu, puis, respirez fortement. Répétez ce jeu cinq à six fois, et le rhume de cerveau disparaîtra comme par enchantement.

Quant aux maladies de la peau...

Tenez, au moment où j'écris ces lignes, j'ai auprès de moi une brave femme qui flotte entre 50 et 60 ans.

Il n'y a pas plus de trois mois, elle avait à la jambe un eczéma de la pire espèce, qui, se compliquant des accidents qui accompagnent le retour d'âge, résistait à toutes les ordonnances des médecins.

Le mal fit des progrès tellement rapides, qu'on parla de couper ce membre véritablement gangrené.

Un dernier essai fut tenté.

La malade fut soumise au traitement de l'Elatine, prise à l'intérieur et à l'extérieur par des lotions souvent répétées, et par des applications de compresses imbibées de ce liquide.

Au bout de quelque temps, cinq semaines environ, elle était guérie, radicalement guérie, si bien guérie qu'elle a jeté le bâton avec lequel elle soutenait sa marche chancelante, et qu'elle vient de me faire, séance tenante, un avant-deux des mieux conditionnés, en témoignage de la solidité de ses tibias et de la vigueur de son jarret.

L'ozène trouve aussi dans l'Elatine un ennemi toujours victorieux.

J'en ai dit assez pour que, dans toutes les circonstances que j'ai citées, les malades ou les personnes qui les approchent n'hésitent pas à avoir recours à l'Elatine.

Je termine donc, heureux si j'ai pu faire passer une salutaire conviction dans l'esprit de mes lecteurs. Oui, bien heureux serais-je, car, dans la mesure de mes moyens, j'aurais contribué à apaiser de grandes souffrances, à rendre le calme et le repos là où régnaient le découragement et le désespoir.

Alors, j'aurai fait quelque bien à mes semblables, « car tous nous sommes obligés de « concourir à l'utilité commune. » C'est là ce que l'honnête homme doit surtout avoir en vue, pendant son court passage sur cette terre.

Qu'il me soit donc permis d'imiter GEORGES BERKELEY qui, dans un ouvrage sur les vertus de l'eau de goudron publié en 1744 et demeuré célèbre, écrivait en terminant : « Comme » ce philosophe de l'antiquité, qui du haut » des toits criait à ses concitoyens : Songez à » bien élever vos enfants, je voudrais me pla- » cer assez haut, et avoir la voix assez forte » pour dire à tous ceux qui souffrent : faites » usage de ce précieux remède. »

Georges de VERMONT,
Officier en retraite.

SAPINIÈRE DU LAC DE SARNEN (Suisse)

NOUVELLE

Ayant contracté l'habitude de visiter, chaque année, deux ou trois villes d'eaux, non en qualité de malade, mais comme simple touriste, je me rendis, en 1867, aux sources thermales de Selsters réputées souveraines dans les affections des voies respiratoires.

Le jour même de mon arrivée j'assistais à l'ouverture des concerts, les artistes les plus célèbres de l'Europe s'y étaient donné rendez-vous, probablement pour justifier l'efficacité de ces eaux sur les organes de la voix, en se surpassant à l'envi, par des prodiges d'exécution vocale.

Je me trouvai placé près d'un jeune homme d'une rare distinction. A peine lui avais-je adressé quelques interrogations de *nouvel arrivant*, auxquelles il répondit avec la plus exquise courtoisie, que deux dames, en entrant dans la salle, lui firent un léger signe de politesse.

— Voilà lui dis-je, une ravissante jeune fille. Elle est sans doute avec sa mère ?

— Oui.

— Vous les connaissez, je le vois?

— On fait vite connaissance dans les villes d'eaux, me répondit-il en souriant. La jeune fille blonde, qui a surpris votre admiration, est atteinte d'une phthisie laryngée avec complication, qui lui a fait perdre une des voix les plus spendides qui soient jamais sorties du gosier d'une femme. Cette voix, modulée d'après la méthode la plus parfaite de l'enseignement musical, faisait la joie et la gloire de toute une famille.

— L'usage des eaux lui est-il favorable ?

— Elle éprouve bien quelque soulagement; mais l'appareil vocal est toujours voilé. Le médecin semble craindre que la maladie ne soit de longue durée... Aussi voyez combien la mère parait attristée et la jeune fille accablée.

Malgré ma passion pour le chant, je n'écoutai plus le concert qu'avec une certaine indifférence, ou plutôt il me plongea dans cette douce sensibilité qui est le prélude de l'union de deux âmes. La beauté pure, la grâce mélancolique et la résignation touchante de la jeune malade me charmaient tristement.

Le concert terminé, le jeune homme me salua et se dirigea vers les deux dames. Quelle ne fut pas ma surprise, lorsque je le vis offrir le bras à la jeune fille et celle-ci s'y appuyer familièrement !

J'appris bientôt qu'elle était sa sœur.

Pendant les quinze jours qui suivirent, je cherchai à rencontrer ce charmant jeune homme ; mais toutes mes démarches furent vaines. Enfin, un soir que je promenais mes rêveries au hasard, je le vis s'avancer vers moi : il me tendit la main en m'annonçant le départ de sa famille pour la Suisse.

— Notre médecin, ajouta-t-il, nous avait conseillé, pour le cas où une première saison ne produirait pas une amélioration sensible dans la santé de ma sœur, de faire un séjour de quelques mois dans une des Sapinières qui couvrent la pente méridionale des Alpes surènes.

Je suis allé préparer la retraite que ma sœur a choisie... et nous partons demain pour la petite ville de Sarnen, bâtie sur le lac du même nom.

Puis il me fit une description si enchanteresse des contrées alpestres qu'il venait de visiter que je résolus d'explorer les lieux où la jeune malade devait recouvrer la voix et la santé.

A cette frêle existence je portais un intérêt irrésistible, et quelque chose me disait qu'un être si suave, si parfait ne pouvait disparaître de ce monde avant d'avoir accompli une de ces destinées heureuses qui embellissent celle des autres.

Par convenances, je ne me rendis à Sarnen que quelques jours après la famille de M...s.

Je descendis à l'hôtel de *la Clé*. Là, il me fut facile de savoir dans quel site de l'Unterwald cette honorable famille avait fixé sa résidence. En effet, à peu de distance de Sarnen, on trouve, après avoir côtoyé pendant quelque temps les bords du lac, un sentier qui conduit à une colline couverte de sapins. Un chalet, peu éloigné d'une petite chapelle rustique, s'élève à mi-côte au milieu de rhododendrons et de plantes aromatiques. C'est là que devait vivre sans préoccupations morales, sans émotions mondaines, la jeune malade, pour y aspirer les brises salutaires et les émanations balsamiques des vastes sapinières des montagnes.

J'allai aussitôt trouver le docteur E..., et le priai de me dire s'il avait été informé qu'une famille était venue de France demander à ces contrées hospitalières, la guérison d'un de ses membres les plus chers.

— Pas encore, me répondit-il ; mais on aura recours avant peu à mon ministère, car l'air de nos sapinières ne suffit pas pour opérer promptement la guérison d'affections aussi graves que celle dont vous venez de me parler. Pendant longtemps, ajouta-t-il, j'ai suivi pour combattre cette maladie et celles qui en dérivent, la médication employée au siècle dernier, par le célèbre docteur Lebeau, laquelle est indiquée dans le journal de médecine de Vandermonde, et qui consiste dans une boisson faite avec le suc des sapins de nos montagnes. Mais depuis que la science a trouvé le moyen de concentrer en une solution aqueuse tous les principes actifs du goudron, je ne me sers plus que de cette précieuse préparation, et les résultats ont toujours dépassé mes prévisions.

En disant ces mots, il me montra un beau flacon de forme conique, sur lequel je lus : *Elatine.*

— Elatine, ajouta-t-il, vient d'un mot grec qui signifie *fait de sapin.*

Rien n'est plus naturel pour moi que de me présenter chez Mme de M...s. Je suis même certain que cette dame me fera appeler très-prochainement. Au reste, comptez sur mon dévouement.

A quelques jours de là, le docteur vint me voir. Il avait l'air joyeux et triomphant.

— Vous avez été reçu dans la famille de M....s? lui demandais-je? Je le vois dans vos yeux.

Et de plus, me dit-il, deux flacons d'Élatine ont déjà été absorbés soit purs, soit mêlés à du lait.

— Est-ce du lait d'une chèvre nourrie selon la prescription de Dioscoride, le célèbre médecin d'Antoine et de Cléopâtre, avec des feuilles de pins et de sapins?

— Voilà de l'érudition à faire pâlir un membre de l'Académie, me dit en riant le docteur. Mais nous n'en n'avons que faire ici. Les cordes vocales ont commencé à vibrer, et, dans peu de temps, Mlle de M...s, *votre protégée*, chantera ses plus grands airs. Une caisse de flacons et de pastilles d'élatine nous arrive demain de Paris, et j'ose vous prédire une guérison prochaine et radicale.

A dater de ce jour, j'allai voir souvent le docteur pour lui parler de celle qu'il appelait *ma protégée*, et chaque fois, il m'annonçait une amélioration très-sensible.

Un soir que, selon ma coutume, je me promenais sur les bords du lac d'où je pouvais apercevoir au loin le chalet de la montagne, je vis venir à moi le frère de ma protégée.

— Je me rendais chez vous, monsieur, me dit-il, pour vous prier, de la part de ma mère, de venir demain passer la soirée au chalet que nous habitons depuis tantôt trois mois.

J'acceptai cette invitation avec une profonde émotion.

Il y eut fête en effet au chalet le lendemain. Non-seulement la guérison de la jeune fille était radicale, mais sa voix avait pris une sonorité et un développement merveilleux.

L'année suivante, j'obtins la main de Mlle de M. .s.

A l'Elatine, dont nous faisons constamment usage, je dois la vie de ma femme bien-aimée et mon bonheur !

Comte de T***

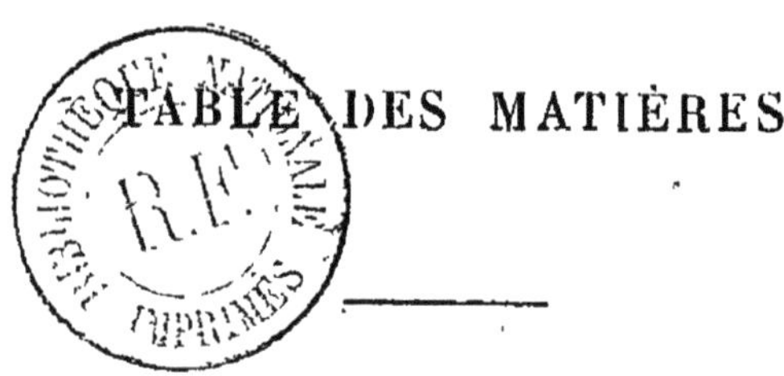

TABLE DES MATIÈRES

FIN.

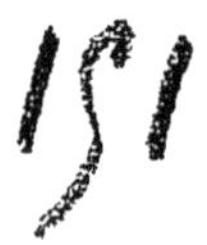

www.ingramcontent.com/pod-product-compliance
Ingram Content Group UK Ltd.
Pitfield, Milton Keynes, MK11 3LW, UK
UKHW021216230726
13926UKWH00003B/1050